AF496051

TRAITÉ

ZOOLOGIQUE ET PHYSIOLOGIQUE

SUR

LES VERS INTESTINAUX

DE L'HOMME.

———

ATLAS.

PARIS, IMPRIMERIE DE C. L. F. PANCKOUCKE,
Rue des Poitevins, n°. 14.

EXPLICATION

DES PLANCHES.

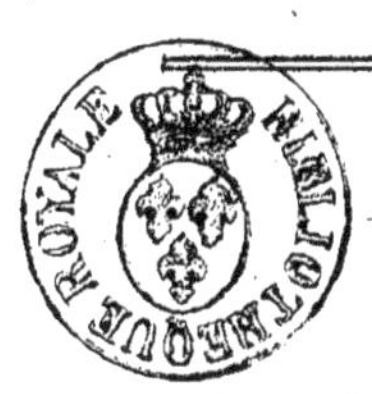

PLANCHE I.

Fig. 1. Le trichocéphale mâle de l'homme, de grandeur naturelle ; 1*a*, grossi fortement ; 1*b*, la queue d'un autre individu encore plus grossie.

Fig. 2. Le trichocéphale femelle de l'homme, de grandeur naturelle ; 2*a*, très-grossi.

Fig. 3. L'oxyure vermiculaire mâle de grandeur naturelle ; 3*a*, très-grossi.

PLANCHE II.

Fig. 1. L'oxyure vermiculaire femelle de grandeur naturelle ; 1*a*, considérablement grossi.

Fig. 2. Autre individu du même sexe, de grandeur naturelle ; 2*a*, très-grossi ; 2*b*, un tronçon du corps du même encore plus grossi pour montrer les œufs.

Fig. 3. L'ascaride lombricoïde femelle de grandeur naturelle, les intestins et les oviductes sortis par une déchirure ; 3*a*, extrémité céphalique vue de profil ; 3*b*, vue de face ; 3*c*, extrémité anale du mâle grossie pour montrer le double pénis.

Fig. 4. L'ascaride lombricoïde femelle très-jeune, de grandeur naturelle.

PLANCHE III.

Fig. 1. Un très-petit dragonneau.

Fig. 2. L'hamulaire subcomprimé; 2*b*, son extrémité céphalique grossie.

Fig. 3. Le strongle géant mâle, de grandeur naturelle; 3*a*, extrémité céphalique; 3*b*, extrémité caudale du mâle; 3*c*, *id.* d'un individu femelle, toutes trois assez grossies; 4*d*, extrémité caudale d'un autre mâle de grandeur naturelle.

Fig. 4 et 5. Petits vers rendus avec l'urine, présumés de jeunes strongles, et de grandeur naturelle; 5*a*, l'un d'eux grossi considérablement; 5*b*, extrémité céphalique encore plus grossie; 5*c*, extrémité anale également grossie [1].

[1] Je n'ai pu, dit M. Bremser, voir rien d'annelé sur le corps des échantillons que m'a communiqués M. le professeur Spedalièri, de Pavie, et qui ont servi de modèles.

PLANCHE IV.

Le bothriocéphale large ou tænia large entier, mais encore jeune, et paraissant plutôt ridé qu'articulé, si ce n'est en avant.

PLANCHE V.

Détails du bothriocéphale large [1] : *a* et *b*, tête fortement grossie avec un cou distinct; *c*, tête grossie sans cou distinct; *d, f*, morceaux détachés, dont il est parlé pag. 25 et 26; *g*, autre morceau considérable-

[1] On distinguera les morceaux détachés sans extrémité céphalique d'un bothriocéphale de ceux d'un véritable tænia, par la forme et la disposition des protubérances avec concavité qui existent aux articulations de tout le corps.

ment grossi pour montrer les dards; *h*, tronçon avec difformité; *i*, *id.*;
k, autre morceau difforme; *l*, quelques œufs grossis.

PLANCHE VI.

Le tænia de l'homme presque entier, après un individu de près de
huit pieds de long, tronqué en arrière, avec des points indiquant les
interruptions : *a*, la tête de grandeur naturelle; *b*, *c*, *d*, la même très-
grossie, la figure *c* montrant la couronne de crochets.

PLANCHE VII.

Détails du tænia de l'homme : *a*, quelques articulations très-épaisses
et solides; *b*, plusieurs autres très-rétractées; *c*, *id.* difformes; *d*,
quelques articulations montrant la disposition phytoïde des organes de
la génération; *f*, *id.* perforées; *g*, *h*, *i*, *id.* monstrueuses, représentant
des individus accolés ou jumeaux. *Voyez* page 193.

PLANCHE VIII.

Fig. 1. Le cysticerque du tissu cellulaire; 1*a*, plusieurs individus
de grandeur naturelle dans un morceau de muscle; 1*b*, un individu de
grandeur naturelle, attaché à de la graisse; 1*c*, *id.* avec son kiste; 1*d*
et 1*e*, *id.* sans kiste, le cou et la tête rentrés; 1*f*, le cou à demi déve-
loppé; 1*g*, *id.*, le cou et la tête entièrement développés; 1*h*, la tête,
le cou et une partie du corps considérablement grossis; 1*i*, un crochet
isolé et encore plus grossi.

Fig. 2. L'échinoccoque de l'homme; 2*a*, un individu plus petit;
2*c*, un plus gros l'un et l'autre offrant l'aspect d'un autre individu.

contenu, mais dont la membrane interne s'est détachée; 2c, partie de la membrane comme couverte de granulations très-fines; 2d, granulations vues à l'œil nu; 2b, une de ces granulations de la figure 2d, considérablement grossie.

PLANCHE IX.

Fig. 1. La douve du foie de grandeur naturelle; 1a, un autre individu de grandeur naturelle; 1b, la première considérablement grossie, avec des vaisseaux visibles; 1c, le second également très-grossi, et paraissant entièrement vide.

Fig. 2. Le polystome pinguicole, copié de Treutler, dans la cavité formée par la graisse; 2a, id., vu d'un autre côté; 2b, extrémité prétendue céphalique montrant les six suçoirs.

Les figures indiquées par des lettres représentant des pseudohelminthes.

Fig. a. Hexathyridium venarum, copiée de Treutler.

Fig. b. Cercosoma.

Fig. c. Ascaris stephanostoma.

Fig. d. Dytrachiceros rudis, copié de Sulzer.

Fig. e. Ascaris conosoma.

Fig. f. Hydrometra hydatica.

Fig. g. Diacanthos polycephalos.

Fig. h. Concrétions polypeuses de Barnett.

Fig. i. Prétendus œufs d'oxyures grossis dix fois (graines de fraises).

Fig. k. Germes d'alkekengi ou coqueret.

Fig. l. Germes de jusquiame.

PLANCHE X.

Fig. 1. L'echinoccoque de l'homme, copié de Rentdorff; 1a, une des plus grosses hydatides de forme globuleuse, et contenant une très-grande quantité d'échinoccoques; 2b, une plus petite et ovale;

1*c*, plusieurs échinocoques considérablement grossis, sur trois desquels on voit très-bien la couronne de crochets.

Fig. 2. Le cœnure cérébral, copié de Fischer; 2*a*, une assez grosse hydatide avec un grand nombre de têtes groupées à sa surface; 2*b*, une plus petite; 2*c*, deux têtes considérablement grossies, dont l'une est rentrée et l'autre sortie montrant les suçoirs et les crochets.

APPENDICE.

PLANCHE I.

Fig. 1. Le polystome de Delaroche grossi vu en dessous; 1*a*, vu en dessus; 1*b*, une ventouse avec les deux crochets assez mal exprimés.

Fig. 2. La linguatule ténioïde, copiée de M. Rudolphi; 2*a*, la tête grossie pour montrer la bouche et les crochets.

Fig. 3. La tête du cucullan élégant; 3*a*, celle du cucullan fovéolé, copiées de M. Rudolphi.

Fig. 4. Tête du nétorhynque vue en dessous; 4*a*, vue en dessus, copiées des Mémoires d'Edimbourg.

Fig. 5. Le géroflé changeant mâle, vu en dessus; 5*a*, *id.* femelle vue de profil, copiés de M. Rudolphi.

Fig. 6 (*d.* par erreur). Le liorhynque denticulé de M. Rudolphi.

Fig. 7. L'ophiostome mucroné, copié de M. Rudolphi.

Fig. 8. L'ophiostome de Pontier, copié de M. H. Cloquet.

Fig. 9. Le gordius aquatique d'après nature; 9*a*, la tête grossie vue de profil.

Fig. 10. Le phydaloptère fermé; 10*a*, la queue grossie, copiés de M. Rudolphi.

Fig. 11. Le sclérostome du cheval d'après nature; 11*a*, son extrémité céphalique grossie vue de face.

Fig. 12. Vers trouvés en abondance dans la cavité péritonéale d'un trigle fixé au tissu cellulaire de l'estomac, et remarquable par l'espèce de vésicule dure, presque cartilagineuse de l'une de ses extrémités.

Fig. 13. La tête du sclérotique ou du trichocéphale du lézard, copiée de Pallas.

Fig. 14. La sagittule de Bastiani (appareil hyo-laryngien d'un oiseau vu en dessus) : *a* trompe, *b* nageoires ou ailes, *c* articulation du fémur, *d* cuisse, *e* genou, *f* jambe, *g* queue, *h* bouche, c'est-à-dire, langue tronquée, base de la langue, corps de l'hyoïde, cornes de l'hyoïde, composées de deux articulations, comme de coutume, et ouverture du larynx.

PLANCHE II.

Fig. 1. L'hypostome caryophillin, copié de M. Rudolphi.

Fig. 2. Le festucaire tenuicole du même.

Fig. 3. Le lobostome lauriné, *id.*

Fig. 4. L'hirudinelle en massue, copié de Menzées.

Fig. 5. L'alaire de Brongniart (fig. origin.).

Fig. 6. L'échinorhynque de la baleine (fig. origin.).

Fig. 7. L'échinorhynque de la limnée (fig. origin.).

Fig. 8. Le dibothriorhynque du lépidope vu de côté ; 8*a*, la tête grossie de face ; 8*b*, la même encore plus grossie de côté (fig. origin.).

Fig. 9. Le tétrarhynque appendiculé, copié de M. Rudolphi.

Fig. 10. La tête grossie du triscupidaire, copiée de M. Rudolphi.

Fig. 11. La massette microscopique ; 11*a*, sa tête grossie.

Fig. 12. Le tentaculaire de Bosc grossi ; 12*a*, la tête vue de face et encore plus grossie, copiés de M. Rudolphi.

Fig. 13. Le tétrabothris macrocéphale, grandeur naturelle, et la tête grossie, copiés de M. Bremser.

Fig. 14. Le tétrabothris auriculé, de grandeur naturelle ; 14*a*, la tête grossie, copiés de M. Bremser.

Fig. 15. Le bothridie du python, sa tête ; 15*a*, son extrémité postérieure (fig. origin.).

Fig. 16. La ligule des poissons (part. ant. 16*a* partie postérieure (fig. origin.).

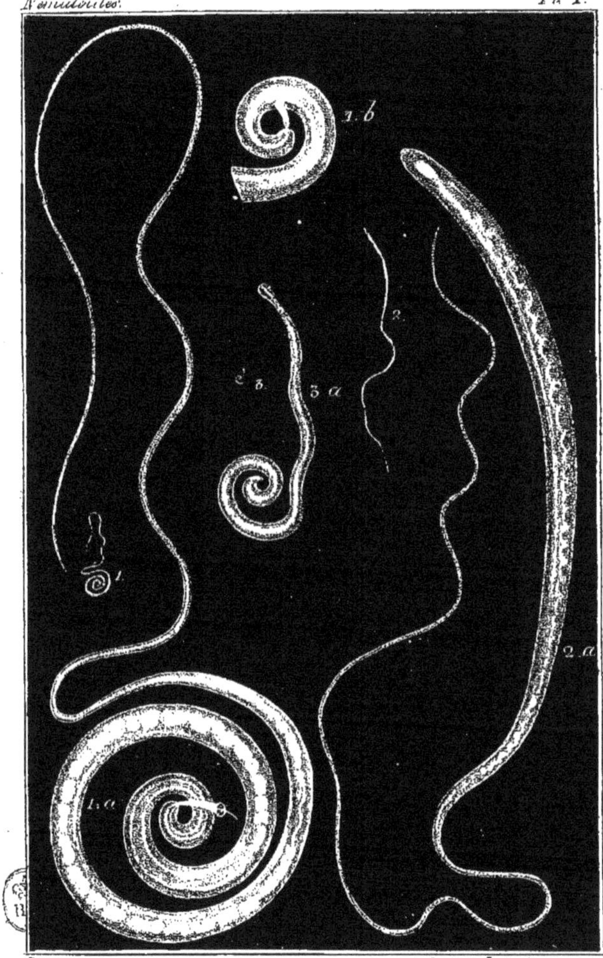

D. dorieux lith.   Imp. lith. de Ch. Malapeau.

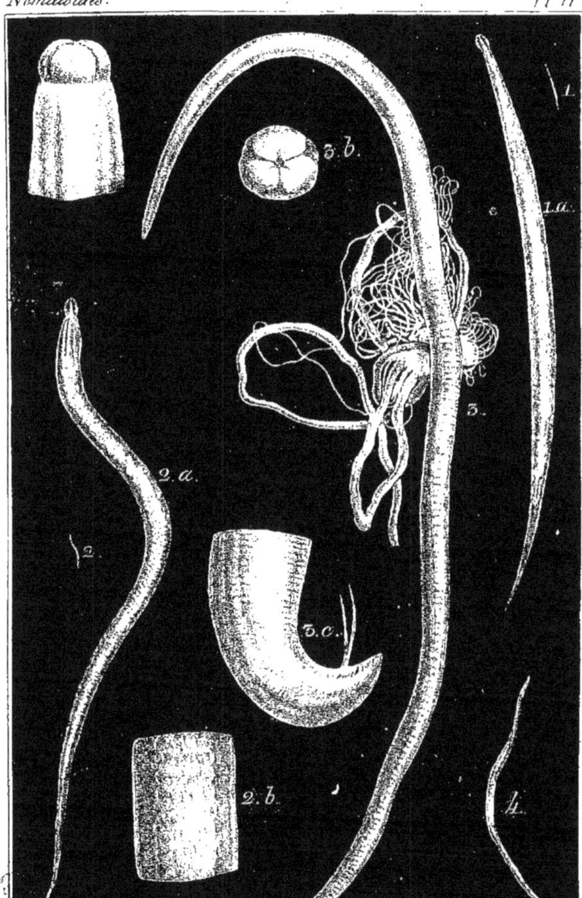
Pl. 11.
1.
1. a.
2. a.
2.
2. b.
3. b.
3.
3. c.
4.
Lith. par Delarue.
Imp. lith. de Malapeau.

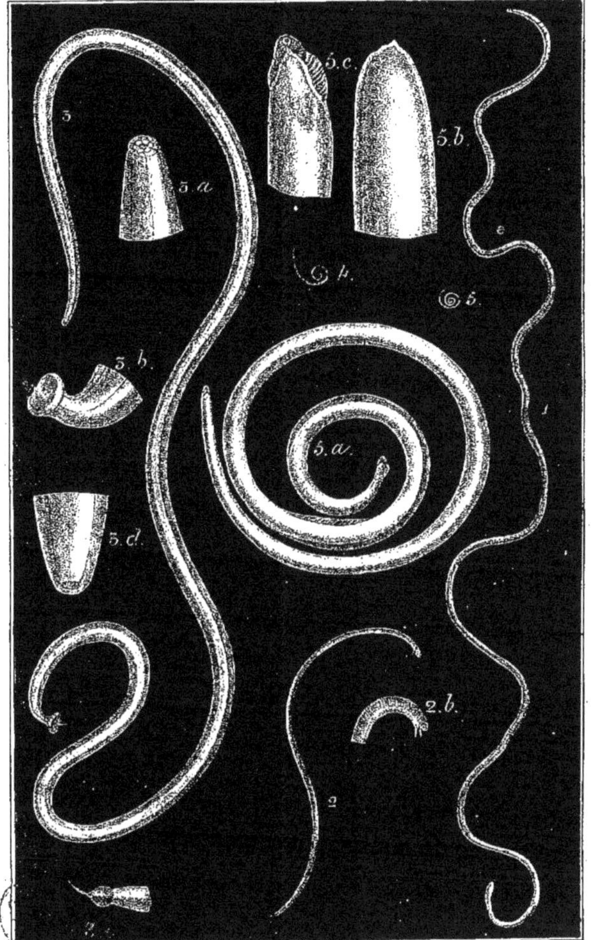

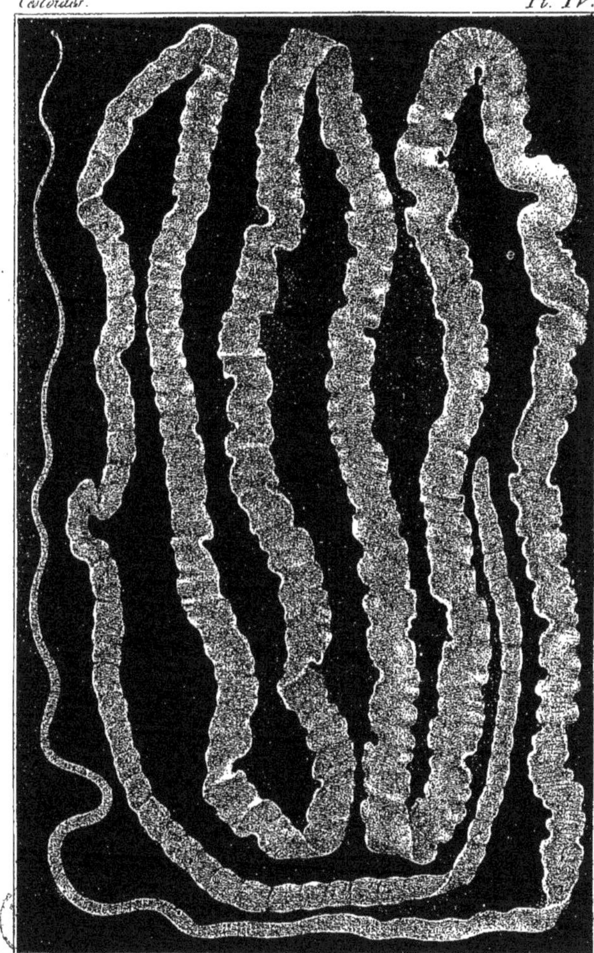
Delorieux lith.
Imp. lith. de Malapeau.

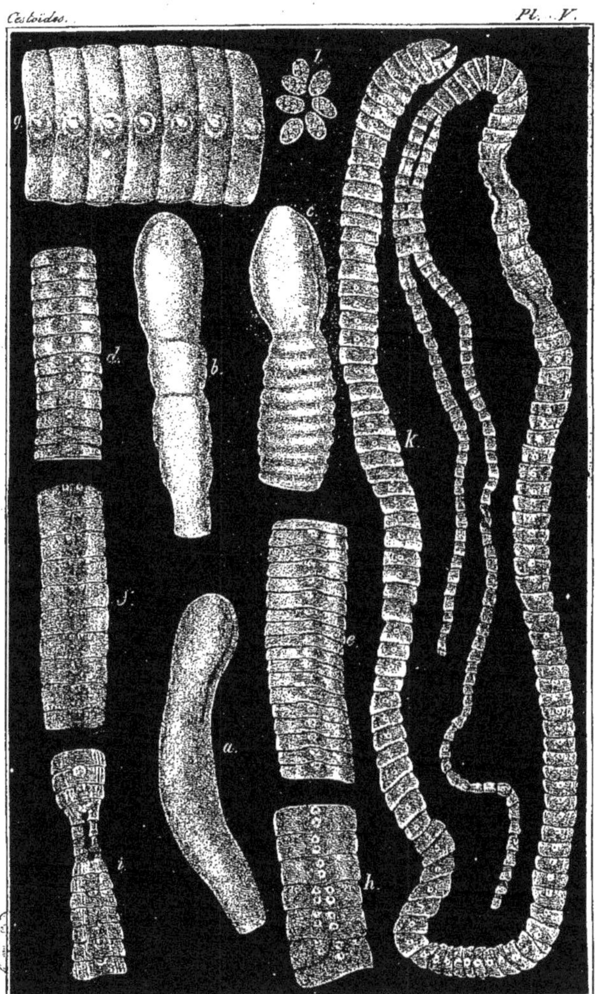

g.
d.
b.
c.
l.
k.
f.
a.
e.
h.
i.

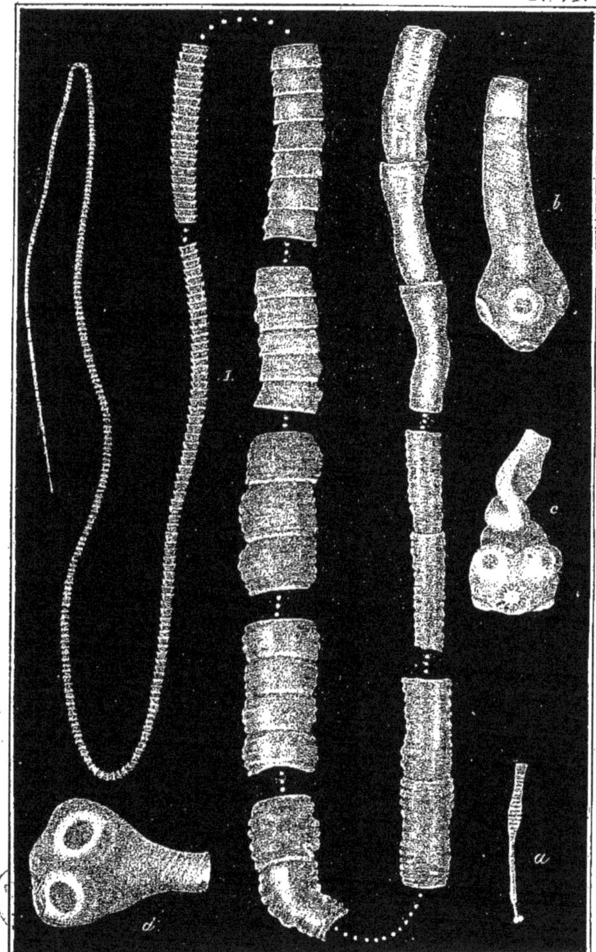

Lith. par Delarieux.

Imp. par Malapeau.

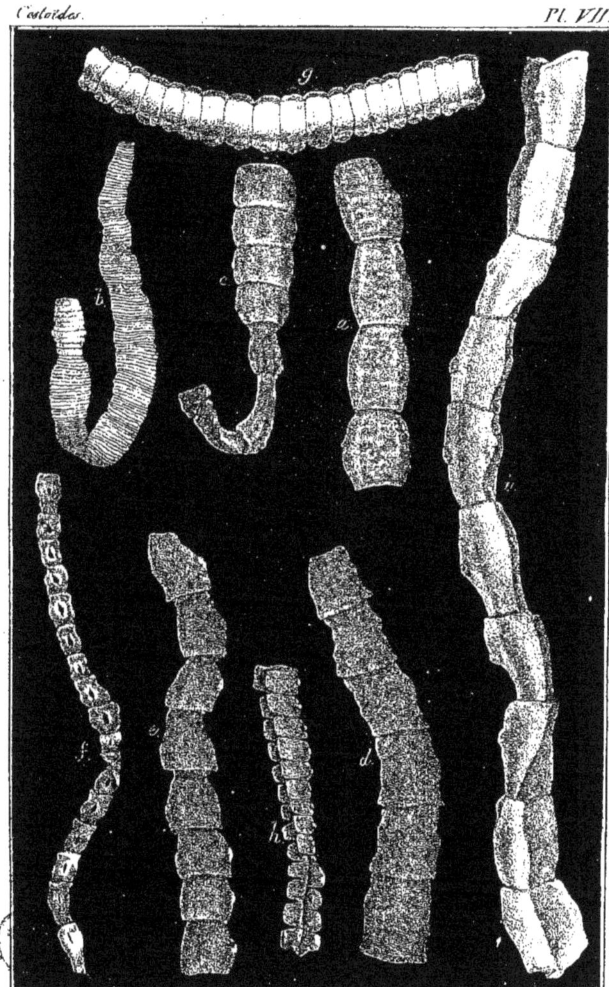

Deleine.
Imp. lith. de C. Motte, rue...

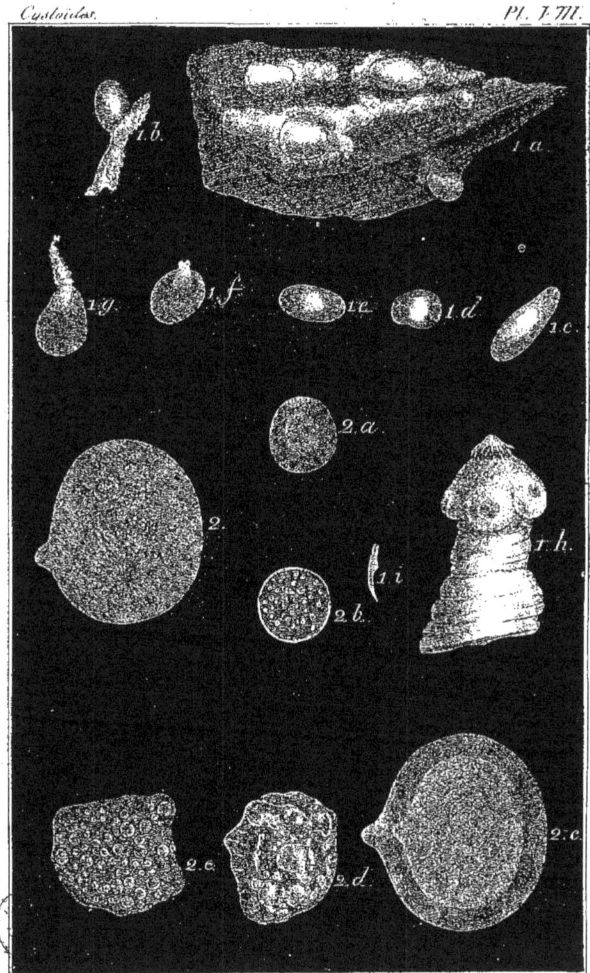
1 b.
1 a.
1 g.
1 f.
1 e.
1 d.
1 c.
2 a.
2.
1 h.
1 i.
2 b.
2 e.
2 d.
2 c.

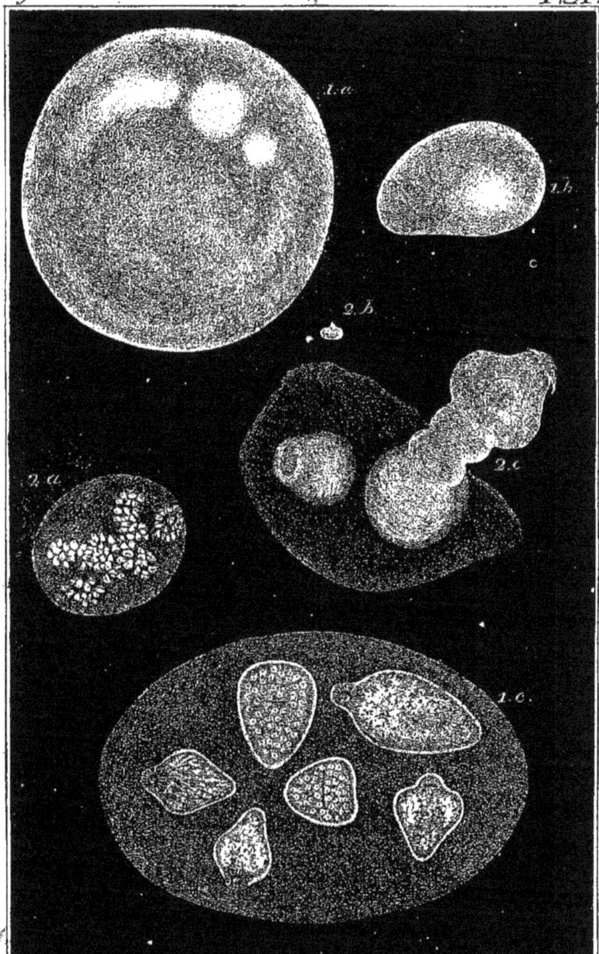

Deloriens lith. Imp. de C. Malapeau.

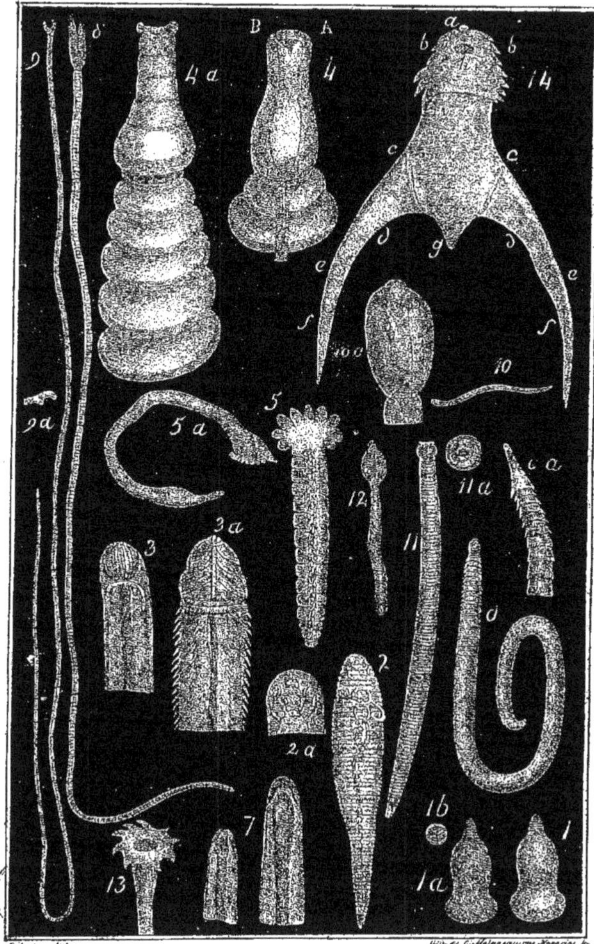
Deloriens, lith.

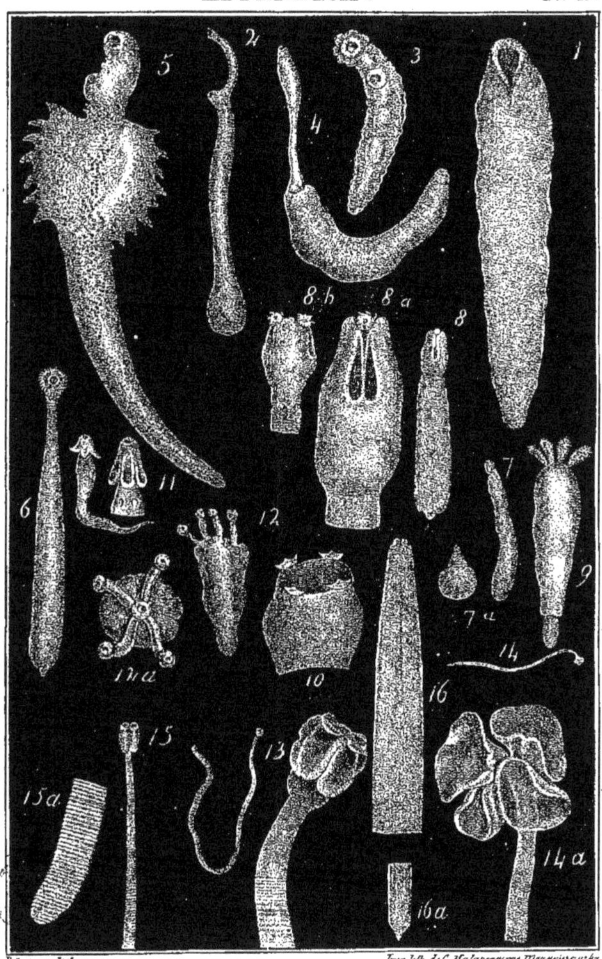

Delorieux, lith.   Imp. lith. de C. Malapeau, rue Manuire, 4.7.